MORITZ KATZENSTEIN

Umschlagseite vorn:
Albert Einstein und Moritz Katzenstein beim Segeln, etwa 1925

Diese Publikation wird unterstützt durch:
Berliner Chirurgische Gesellschaft und
Vivantes Klinikum am Friedrichshain

KURT FRANKE

MORITZ KATZENSTEIN

BEDEUTENDER BERLINER CHIRURG – LANGJÄHRIGER FREUND VON ALBERT EINSTEIN

HENTRICH & HENTRICH

STIFTUNG NEUE SYNAGOGE BERLIN
CENTRUM JUDAICUM

JÜDISCHE MINIATUREN
Lebensbilder • Kunst • Architektur
Herausgegeben von Hermann Simon

Band 35 Moritz Katzenstein

Ganzer Straße 10, 16866 Teetz, und Berlin

Druck: Brandenburgische Universitätsdruckerei und Verlagsgesellschaft Potsdam mbH

1. Auflage 2005
Printed in Germany
ISBN 3-938485-14-0

Inhalt

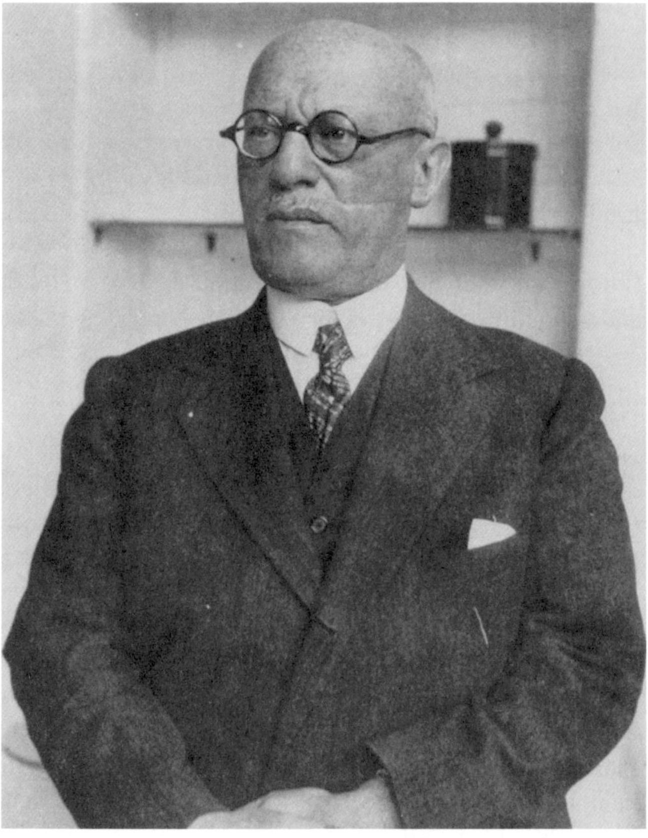

Moritz Katzenstein um 1925

Vorwort

Meine erste virtuelle Begegnung mit Moritz Katzenstein* hatte ich 1950 im Städtischen Krankenhaus Berlin-Friedrichshain, wo ich als Student in der chirurgischen Klinik famulierte. Ältere Schwestern sprachen damals noch mit großer Hochachtung von der persönlichen Ausstrahlung und dem allseits anerkannten fachlichen Wirken des Professors, der während 12 Jahren, bis zu seinem Tode im Jahre 1932, die 2. chirurgische Klinik als Chefarzt geleitet hatte.
Ich wollte möglichst viel vom chirurgischen Alltag sehen und vielleicht auch praktisch etwas tätig werden dürfen. Dabei halfen mir die erfahrenen älteren Schwestern sehr. Deren Erinnerungen an Moritz Katzenstein fesselten mich in jener Zeit weniger, und so ist außer der Hochachtung für ihren seinerzeitigen Chefarzt kein weiteres Detail in meinem Gedächtnis geblieben.
Mein heutiges Interesse an der Persönlichkeit des Chirurgen wurde geweckt, als ich mich mit der Muße des Rentners und mit fast fünfzig Jahren eigener chirurgischer Erfahrung medizinhistorischen Problemen zuwendete. Ich entdeckte, wie viele innovative Methoden auf den verschiedensten Spezialgebieten der Chirurgie von M. K. erstmals beschrieben oder weiter entwickelt worden waren. Wegen eigener unfallchirurgischer Tätigkeit bei sehr vie-

* im folgenden mitunter als M. K. abgekürzt

len am Kniegelenk Verletzten faszinierte mich, daß M.K. derjenige war, der im Februar 1900 erstmals in Deutschland mit Erfolg einen abgerissenen Meniskus wieder an seiner Basis annähte, anstatt ihn zu entfernen. Allein diese Refixation gewährleistet nämlich die funktionelle Intaktheit des Kniegelenkes, beugt also einer Arthrose vor. Wegen dieser Methode wurde er von den damaligen Koryphäen der Chirurgie zeitlebens angegriffen. Heute wissen wir um die Richtigkeit seines Handelns. Ob die fachlichen Vorbehalte auch in dem damals schon verbreiteten latenten und nicht nur akademischen Antisemitismus eine Ursache hatten, ist durchaus zu vermuten.

M.K. hat nach seinem Studium nie an einer Universitätsklinik gearbeitet, hat aber stets die Erfahrungen seiner praktischen Arbeit wissenschaftlich analysiert. Sich als sogenannter Externer zu habilitieren, war 1911 noch viel schwieriger, als in späteren Jahren. M.K. gelang das Vorhaben mit einer glänzenden Bewertung, obwohl auch die Berliner medizinische Fakultät keineswegs frei von Antisemiten war.

Die wissenschaftlichen Leistungen eines Professors kann die Nachwelt dem Verzeichnis der Publikationen entnehmen (18)*. Ein Schriftsteller (3) und ein Verleger (9) absolvierten vor ihrer späteren Tätigkeit eine Ausbildung zum Chirurgen bei Moritz Katzenstein und hoben sein fachli-

* Ziffern in Klammern beziehen sich auf das Literaturverzeichnis

ches Können hervor. Über andere Eigenschaften dieser bemerkenswerten Arztpersönlichkeit gibt es aber nur sehr wenige Aussagen. Die inhaltlich bedeutsamsten sind wohl in dem Nachruf enthalten, den Albert Einstein für seinen besten Freund während der Jahre in Berlin schrieb, sowie in der Trauerrede von Dr. Löwenstein (14).

Der Professor für Chirurgie Dr. med. habil. Moritz Katzenstein soll im Einstein-Jahr 2005 dadurch eine postume Würdigung erfahren, daß die Stätte seiner letzten Ruhe zum Ehrengrab des Landes Berlin erklärt wird. Somit erscheint es an der Zeit, das Andenken an ihn durch eine möglichst umfassende Beschreibung seines Lebens zu wahren. Denn »Nur das Aufgeschriebene lebt fort« (Theodor Fontane).

Kindheit – Schulzeit – Studium

Wie wurde aus einem von elf weiteren Geschwistern, deren Elternhaus in einer kleinen Stadt im Hessischen stand, ein Chirurg in der Hauptstadt des Deutschen Reiches, dessen Wirken in Berlin im ersten Drittel des 20. Jahrhunderts bis in die heutige Zeit ausstrahlt? Sicherlich nicht durch familiäre Tradition oder gar Protektion von Alten Herren einer Burschenschaft. Moritz war nämlich das Kind einer jüdischen Familie in Rotenburg an der Fulda, wo der Vater Salomon Katzenstein (1825–1919) einen Handel mit

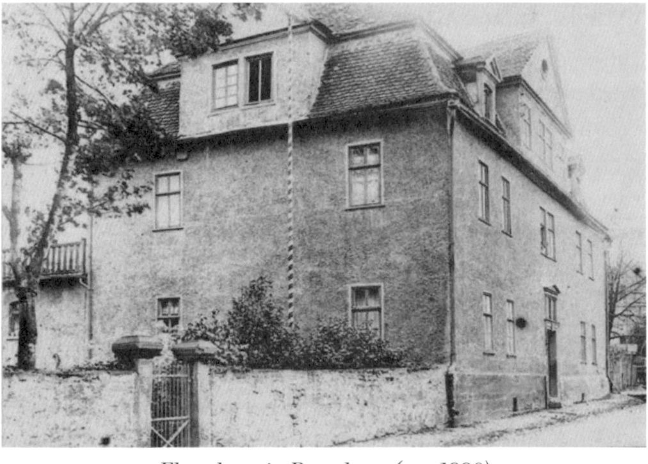

Elternhaus in Rotenburg (um 1890)

Altstoffen betrieb (26, 33). Handel aller Art zu treiben, war Juden seit dem Mittelalter erlaubt, nicht dagegen das Eintreten in Handwerkerzünfte. Sie durften sich bei entsprechenden intellektuellen Voraussetzungen auch bilden, um in freien Berufen, in Kunst und Wissenschaft ihr Auskommen zu finden (13, 17).

Diese Chance nahm der intelligente Junge wahr, zumal der Vater den Besuch des Gymnasiums in Wiesbaden und das Studium der Heilkunde in Freiburg/Breisgau und München ökonomisch ermöglichen konnte. Dort, in der Hauptstadt des damaligen Königreiches Bayern, promovierte er 1895 zum Doktor der Medizin.

Wodurch wurde aber der spätere o. Professor für Chirurgie Dr. med. habil. Moritz Katzenstein zu einer so beachtenswerten Persönlichkeit, daß ihn Albert Einstein als besten Freund während seiner Jahre in Berlin würdigte? So liest man es jedenfalls im Nachruf des Physikers für den Chirurgen, in dem diese Frage eine vielschichtige Beantwortung erfährt (1).

Warum läßt sich heute noch sagen, daß der am 14. August 1872 in Rotenburg/Fulda geborene Moritz Katzenstein zu den vielen Deutschen jüdischen Glaubens gehörte, die durch das Wirken in ihrer Wahlheimat Berlin »einen qualitativ und quantitativ bemerkenswerten Beitrag zu Wirtschaft, Kunst, Kultur und Wissenschaft dieser Stadt geleistet haben« (30)?

Ueber

sekundäre Veränderungen der Organe

bei

Rachendiphtherie.

Inaugural-Dissertation

zur

Erlangung der Doktorwürde

in der gesammten Medizin

verfasst und einer

Hohen medizinischen Fakultät

der Kgl. bayer. Ludwig-Maximilians-Universität zu München

vorgelegt von

M. Katzenstein.

München

Verlag von J. F. Lehmann

1895.

Deckblatt der Promotionsschrift

Diese Fragen zu beantworten, ist Anliegen der nachfolgenden Miniatur.
1895 wurde im J. Lehmann Verlag München eine Arbeit »Über secundäre Veränderungen der Organe bei Rachendiphtherie« gedruckt. Deren Untertitel lautete »Inauguraldissertation zur Erlangung der Doktorwürde in der gesamten Medizin, verfaßt und einer Hohen medizinischen Fakultät der Königlich-bayerischen Ludwig-Maximilian-Universität zu München vorgelegt von M. Katzenstein«. Nach dem Staatsexamen und der Promotion verbrachte der junge Arzt noch zwei Jahre als Volontärarzt, d. h. unbezahlt arbeitend und auf eine Anstellung wartend. Seine Vorstellungen galten jedoch einer Spezialisierung (33).

Chirurg am Jüdischen Krankenhaus und anderswo in Berlin

Moritz Katzenstein wollte Chirurg werden. Ein junger, strebsamer Mann, der an seine Berufung glaubt, möchte natürlich den bestmöglichen Lehrer haben – und der renommierteste Chirurg unter seinen Glaubensgenossen war zur damaligen Zeit James Israel (1848–1926). Er war seit 1880 Direktor des Jüdischen Krankenhauses in Berlin und entwickelte als Spezialgebiet die Nierenchirurgie. Als man ihm um 1890 eine Professur anbot, wenn er sich christlich taufen ließe, lehnte er das als tief gläubiger Jude ab. Wegen seines internationalen Renommees und wohl auch wegen der erfolgreichen Behandlung prominenter Patienten wurde er aber trotzdem im Jahre 1894 zum Professor ernannt (13, 32, 35). 1861 hatte das Berliner Jüdische Krankenhaus in der Auguststraße einen Neubau bezogen. Es verblieb damit am Rande des Scheunenviertels, das bis 1933 das Wohngebiet der ärmeren Berliner Juden war – mit allen sich daraus ergebenden sozialen Problemen.
Trotz seines hohen fachlichen Ansehens im In- und Ausland erhielt J. Israel erst kurz vor seinem Tode, nämlich 1924, die verdiente Würdigung als Ehrenmitglied der Deutschen Gesellschaft für Chirurgie. Auch darin widerspiegeln sich wohl Ressentiments seiner nichtjüdischen ärztlichen Kollegen von Rang.

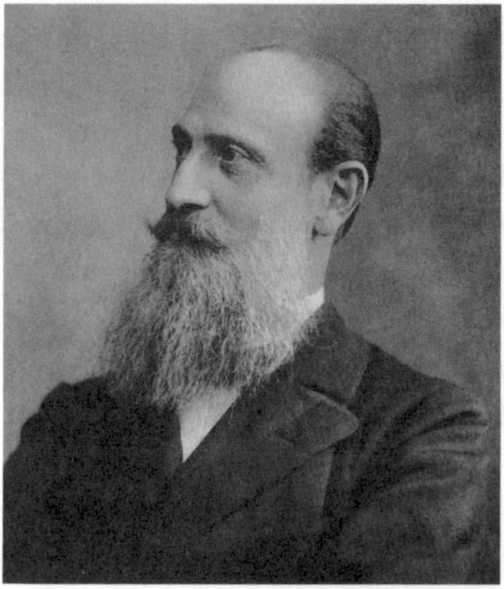

James Israel und sein Grab auf dem Jüdischen Friedhof in Berlin, Schönhauser Allee

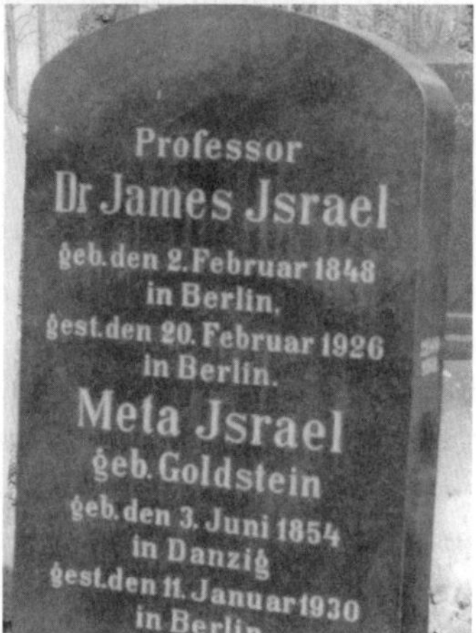
Professor
Dr James Jsrael
geb. den 2. Februar 1848
in Berlin.
gest. den 20. Februar 1926
in Berlin.
Meta Jsrael
geb. Goldstein
geb. den 3. Juni 1854
in Danzig
gest. den 11. Januar 1930
in Berlin.

»Ob im taillierten weißen Kittel oder im Gehrock mit gebürstetem Zylinder – James Israel wirkte unnahbar und korrekt« erinnerte sich der spätere Professor Rudolf Nissen (25). So hatte er ihn und andere Große seines Faches anläßlich der jährlich stattfindenden Kongresse der Deutschen Gesellschaft für Chirurgie im Berliner Langenbeck-Virchow-Haus während seiner jungen Jahre erlebt: *»Dort saßen unsere Lehrer – omniscientes (= Allwissende) – auf der Balustrade und in der ersten Reihe – eine Art Weltforum der Chirurgie darstellend. Eine der imposantesten Erscheinungen war James Israel, Langenbeck-Assistent, der berühmte Nierenchirurg. Groß und schlank, immer mit Gehrock und Zylinder angetan, undurchdringlich in seinen Gesichtszügen, gemessen, aber schlüssig und bestimmt in Wort und Schrift, hat er mit seinem Kopfnicken mir einmal, als ich während meines ersten Kongreßvortrages zu ihm hinsah, das Lampenfieber vertrieben«* (25).
Während der NS-Zeit rühmte Ferdinand Sauerbruch in einer Vorlesung den Arzt James Israel. Als die Zuhörer bei der Nennung des jüdischen Namens zischten, kommentierte Sauerbruch: *»Meine Herren, wenn Sie alle vergessen sein werden, wird der Name James Israel noch leuchten«* (29). Zu diesem Zeitpunkt waren schon seine beiden Söhne, zwei habilitierte Chirurgen, aus dem Lehrkörper der Charité entfernt worden (5, 6, 10). Sie teilten dieses Schicksal mit 136 weiteren Berliner medizinischen Hochschullehrern.

Den gut erhaltenen Grabstein von J. Israel und seiner Ehefrau Meta findet man auf dem Jüdischen Friedhof in Berlin, Schönhauser Allee in der Reihe mit den Ehrengräbern (10). Die seit 1880 geführten Operations-Journale des Jüdischen Krankenhauses sind durch glückliche Umstände erhalten geblieben. Sie geben Auskunft, welcher Chirurg an welchem Tag mit welcher Diagnose welchen Eingriff vornahm. Aus den Eintragungen der Jahre 1942–1945 werden dadurch bedrückende Rückschlüsse auf zahlreiche menschliche Tragödien in jener Zeit ersichtlich. Zum einen läßt die auffällig große Zahl registrierter sogenannter kleinerer Operationen vermuten, daß hierdurch der Termin einer drohenden Deportation umgangen werden sollte. Zum anderen weist die registrierte Häufung von Einlieferungen in das Krankenhaus nach Selbstmord oder entsprechenden Versuchen auf die Verzweiflung über das lebensbedrohende Schicksal hin (8). Somit sind diese Journale zu wichtigen Zeugnissen der allgemeinen und der Medizingeschichte geworden.

Aus ihnen wird ersichtlich, daß der fachliche Weg auch für Moritz Katzenstein nicht anders verlief, als es für Chirurgen überall üblich war und heute noch ist. Die Jüngsten fangen immer mit den bei ihren älteren Kollegen weniger beliebten Eingriffen an. Auf Blatt 31 des Journals, mit dem der Jahrgang 1898 beginnt, ist die operative Tätigkeit für »Dr. Katzenstein vom 1.April 1898 ab« notiert. Aber bereits am

31. März wird er als Operateur eines periproktitischen Abszesses aktenkundig vermerkt. Er hatte somit eine äußerst schmerzhafte Infektion mit Eiteransammlung im Bereich des Darmausganges zu eröffnen. Das verschaffte dem Eiter Abfluß, linderte die Schmerzen des Patienten und leitete den Heilungsprozeß ein. Das Datum beweist, daß der neue junge Mann in der Chirurgie des Jüdischen Krankenhauses seine Motivation für den Beruf schon einen Tag vor dem offiziellen Arbeitsbeginn unter Beweis stellen wollte.

Am ersten offiziellen Arbeitstag in der Auguststraße, dem 1. April 1898, folgte eine weitere septische Operation, nämlich das Eröffnen einer vereiterten linksseitigen Achseldrüse. Aus dem Operationsjournal jener Jahre wird jedoch auch ersichtlich, daß in den folgenden Monaten der fachliche Eifer, die gezeigte Einsatzbereitschaft und das offenkundige manuelle Geschick zu einem immer umfangreicher werdenden Spektrum der Eingriffe geführt haben, die für den angehenden Chirurgen M. K. dokumentiert worden sind: nach sechs weiteren Monaten, also im Oktober 1898, operierte er inkarzerierte Hernien (eingeklemmte Leistenbrüche), ein Jahr später führte er, entsprechend einer Spezialität des Krankenhauses, Nephrektomien aus (Entfernungen von Nieren). Für den 30.8. 1899 ist Dr. Katzenstein als Operateur einer Kniegelenksresektion wegen Tuberkulose im Journal aufgeführt. Das ist ein chirurgisch anspruchsvolles Vorgehen, bei dem die

tuberkulös infizierten Gelenkanteile (Weichteile und Knochen) mit der Folge einer Versteifung entfernt werden.
Das Jahr 1898 war auch der Beginn einer fortan lebenslangen wissenschaftlichen Betätigung von Moritz Katzenstein. In den Annalen der ›Freien Vereinigung der Chirurgen Berlins‹, der heutigen Berliner Chirurgischen Gesellschaft, ist sein erster Vortrag am 14. 11. 1898 verzeichnet. Aus dessen Titel läßt sich der Inhalt plastisch ableiten: »Subcutane Nierenzerreißung, Infection eines perinephritischen Hämatoms, Exstirpation der Niere« (4). Ein Jahr später, also 1899, folgt der Bericht über eine »Experimentelle Untersuchung der Darmvereinigung«, dessen Text in der wissenschaftlich angesehenen Deutschen Medizinischen Wochenschrift abgedruckt wird (4, 18.1). Auf einige der vielen weiteren Vorträge und Publikationen wird immer wieder hinzuweisen sein, wenn die Bedeutung dieses Chirurgen über seine Zeit hinaus zu würdigen ist.
In den Journalen des Jüdischen Krankenhauses jener Jahre erscheint der Name Karewski sehr häufig als Operateur von Eingriffen aller Art. Damit ist der im Jahre 1908 zum Professor ernannte Dr. Ferdinand Karewski (1857–1923) gemeint, der seit 1883 Leiter der chirurgischen Poliklinik des Jüdischen Krankenhauses war und im Bedarfsfall den Direktor der Klinik vertrat. »*Es war nicht leicht, als Zweiter unter Israel zu arbeiten. Israel hatte kein Vertrauen zu anderen Kollegen und hat aus seiner Geringschätzung oft kein*

Hehl gemacht. Man brauchte wohl einen besonders gutmütigen und weichen Charakter, um einem so dominanten Vorgesetzten jahrzehntelang loyal ergeben zu bleiben« schreibt ein Insider (15) über das damalige Betriebsklima in dem renommierten Krankenhaus.

Daß Moritz Katzenstein im Jahre 1900 nicht mehr im Op.-Journal des Jüdischen Krankenhauses aufgeführt wird, kann als eine mögliche Ursache den dominanten Chef gehabt haben. Diese Vermutung läßt sich aber nicht belegen, denn das Engagement des jungen Arztes in der Klinik kommt auch in einigen Neuerungen zu Ausdruck, welche die Patientenbehandlung optimieren. So entwickelte er eine neue Beckenstütze zum besseren Anlegen von Gipsverbänden an der unteren Körperhälfte (18.2) und ein Gerät zur Sterilisation der Blasen- und Harnleiter-Ka-

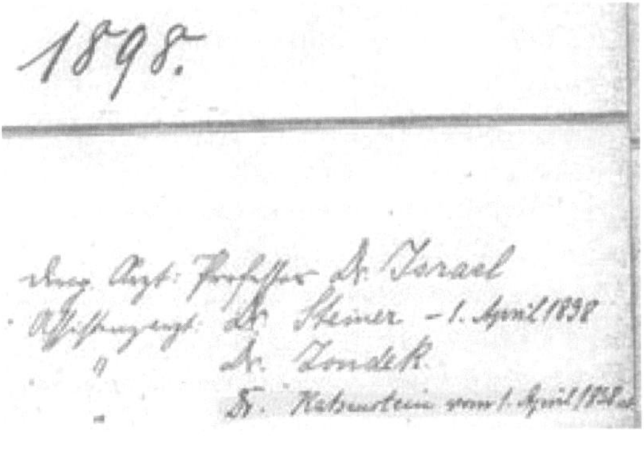
1898.

Der Arzt: Professor Dr. Israel
Assistenzarzt: Dr. Steiner – 1. April 1898
" Dr. Zondek
Dr. Katzenstein vom 1. April 1898

theter. Auf dem Deutschen Chirurgenkongreß des Jahres 1900 berichtete er, sicher mit Stolz, über »*die zum ersten Male erreichte Desinfection der Ureter-Katheter*« mit seinem Gerät (18.3).

In Kenntnis damaliger Gepflogenheiten ist wohl eher anzunehmen, daß die Ausbildung im Krankenhaus beendet werden mußte, weil Moritz Katzenstein am 1. Januar 1900 Helene Loeser heiratete. Bis in die dreißiger Jahre des 20. Jahrhunderts war es nämlich weitgehend üblich, daß nur unverheiratete Assistenzärzte in den Kliniken beschäftigt wurden. Sie sollten eben ohne familiäre Verpflichtungen uneingeschränkt ihren medizinischen Aufgaben nachgehen können.

Jedenfalls arbeitete M. K. im Jahre 1900 als Arzt in einer Poliklinik in der Alten Schönhauser Straße 60 (33). Dort war er mit Sicherheit auch chirurgisch tätig. Das beweist eine Publikation aus der zweiten Hälfte des gleichen Jahres. In dieser berichtete er über die am 7. 2. 1900 erfolgreich durchgeführte Refixation eines abgerissenen Meniskus-Vorderhornes bei einem 6jährigen Mädchen (18.4). Diese

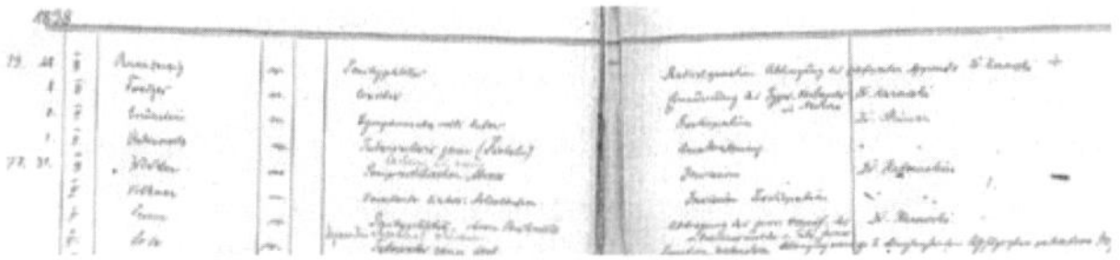

Operationsjournal des Jüdischen Krankenhauses von 1898 mit Eintragungen zu Moritz Katzenstein

Naht zur Wiederbefestigung eines abgerissenen Meniskus war nach der überblickten Literatur der erste derartige Eingriff, der in Deutschland vorgenommen wurde. Die Weltpremiere der Meniskus-Refixation fand jedoch in Schottland statt, was der Autor in wissenschaftlicher Ehrlichkeit ausdrücklich erwähnte. Thomas Annandale führte diesen Eingriff in Edinburgh am 16. 11. 1883 weltweit erstmals bei einem Bergmann aus (2). Katzensteins Begründung, den abgerissenen Meniskus nicht zu entfernen, sondern, wo immer möglich, wieder anzunähen, war die nach Entfernung des lädierten Meniskus erheblich beeinträchtigte Gelenkmechanik. Zwangsläufig führt diese Störung der normalen Funktion zu einem Knorpelschaden und damit zu einer Arthrose (Gelenkverschleiß). Katzenstein hat zeitlebens dieses therapeutisch richtige Prinzip propagiert und mit den guten Ergebnissen bei einer zunehmenden Zahl von Meniskusrefixationen belegt. Bereits 1908 publizierte er über 7 erfolgreich wieder angenähte Menisken und wählte dabei Formulierungen, die auch heute noch ihre Gültigkeit haben: »*Es widerstrebte mir, in Fällen, wo eine absolute Notwendigkeit nicht vorlag, ein Organ zu opfern, das wichtige Funktionen hat … Es wäre natürlich sinnlos, die Naht versuchen zu wollen in Fällen schwerer Deformation und Degeneration des Meniscus … In allen anderen Fällen jedoch möchte ich auf das dringendste die Naht des verletzten Meniscus empfehlen.*« (18.10). 1912 berichtete M.K. dann schon über 24 Meniskus-Refixationen mit einem positiven Nachuntersuchungs-Ergebnis (18.16). Seine therapeutischen Empfehlungen forderten stets Kontroversen mit den als Koryphäen anzusehenden zeitgenössischen Chirurgen und Orthopäden heraus. So verkündete der Leipziger Ordinarius Prof. Dr. Erwin Payr (1871–1946) auf dem Deutschen Chirurgen-Kongreß 1927 apodiktisch: *»Die Entfernung (des Meniskus) ist der Naht, für die Katzenstein noch immer eintritt, weit überlegen, wird fast allgemein geübt«* (27). Spätestens seit dem Beginn der Arthroskopie-Ära (Gelenkspiegelung) wissen wir, wie auch in diesem speziellen Fall, daß sich selbst international renommierte Ordinarien fachlich irren können (12). Heute wird jedenfalls bei gegebener Voraussetzung stets versucht, den abgerissenen Meniskus wieder an seiner Basis mittels Naht oder durch andere Methoden zu befestigen.

Am 23. 8. 1900 operierte der fachlich noch junge M.K. erfolgreich einen Siebzehnjährigen. Bei ihm hatte die Entwicklungsstörung eines nicht knöchern umhüllten Wirbelkanals in Höhe des 5. Lendenwirbels (sogen. Spina bifida occulta) neben den oft damit kombinierten Deformitäten der Füße auch zu einer seit dem 11. Lebensjahr zunehmenden Inkontinenz für Stuhl und Urin geführt. Als Ursache dieser individuell und sozial schwerwiegenden Funktionsstörung ergab die Operation einen Narbenstrang zwischen Haut und harter Rückenmarkhaut (Dura). Dieser Strang

aus Publikationen von Moritz Katzenstein:
– Meniskusnaht
– Bandplastik am Sprunggelenk

Fig. 11.

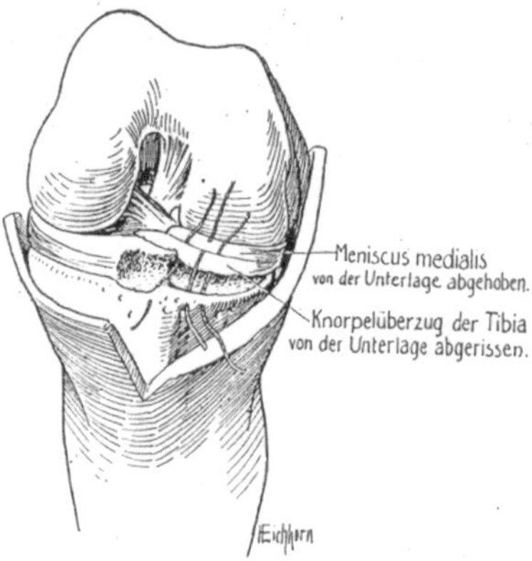

Fall 25. Meniscus war stärker vom Tibiaknorpel abgelöst.

Katzenstein, M.: Die plastische Bildung von Gelenkbändern

1924 — MEDIZINISCHE KLINIK — Nr. 40.

p. 1392 – 1395

E. Fußgelenk.

Bildung eines Lig. tibio-naviculare bei

1. Irene Schw. Nach traumatischer Luxation des Fußes nach hinten häufig sich wiederholende Luxation im Calcaneo-naviculare-Gelenk infolge Zerreißung des Lig. tibio-naviculare. Heilung (Abb. 8)[20].

Abbildung 8.

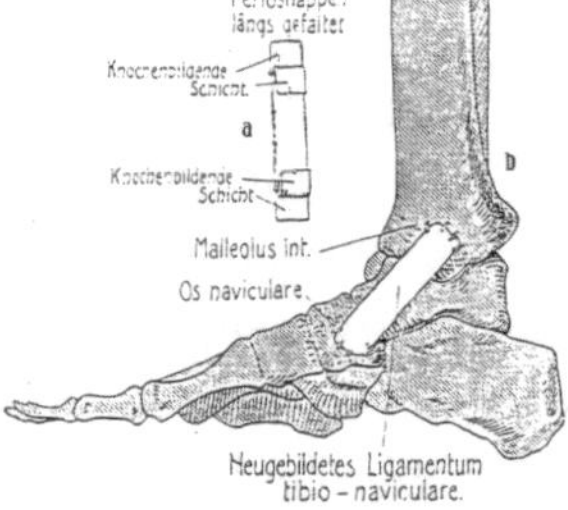

hatte offensichtlich während einer Phase des schnelleren Längenwachstums durch Zugwirkung die Nervenbahnen gelähmt, welche die Funktionen von Blase und Mastdarm regulieren. Jedenfalls besserte sich nach Entfernen des Narbenstranges der Zustand des jungen Mannes innerhalb von 9 Monaten und der Chirurg konnte feststellen: *»Der beschriebene Fall von Spina bifida occulta ist der dritte, an dem eine Operation zwecks Heilung von Secundärstörungen vorgenommen wurde. Der erste stammt von Jones. Im Jahre 1897 veröffentlichte Maass einen zweiten Fall.«* Eine instruktive Zeichnung bestätigte das Geschriebene (18.5).
Den Archiven ist zu entnehmen, daß es seit 1903 in der Großen Hamburger Straße 20 eine Klinik Dr. Katzenstein und Dr. Loeser gab (33). Diese ist im Berliner Privatklinikverzeichnis von 1904 mit einer Kapazität von 14 Betten erwähnt. Da Moritz Katzenstein im Januar 1900 Helene Loeser heiratete, erscheinen wegen der Namensgleichheit Vermutungen über familiäre Verbindungen zum neuen medizinischen Partner nicht abwegig. Vielleicht eröffnete sich damit auch das Vermeiden ökonomischer Zwänge, welche die beruflichen Absichten eines jungen, wissenschaftlich interessierten Arztes außerordentlich behindern können. Von 1912 bis 1920 ist für die Klinik Dr. Katzenstein dann mit der Trautenaustraße 20 in Berlin-Wilmersdorf eine ›bessere‹ Adresse ausgewiesen (33), was beruflichen Aufstieg und zunehmende ökonomische Unabhängigkeit

beweist. Das wird auch aus dem Spektrum durchgeführter Operationen und den Tierversuchsreihen ersichtlich, deren Ergebnisse in eine Habilitationsschrift einfließen.
Neben Vermutungen aus der Aktenlage ist aber durch Publikationen und Vorträge zu belegen, daß M.K. außer seiner umfangreichen praktischen Tätigkeit als Chirurg in einer Poliklinik und später in einer Privatklinik die wissenschaftliche Bearbeitung von Problemen verschiedener Teilgebiete seines Faches intensiv betrieb (4, 18.1 – 18.17).
Er beschrieb 1905 eine neue Methode zur Operation des Kryptorchismus, also des im Leistenkanal liegengebliebenen Hodens (18.7) und berichtete 1908 über einen Apparat, der als Vorläufer der heutigen Intubationsnarkose anzusehen ist (18.9). Seit 1908 publizierte M.K. wiederholt die Ergebnisse seiner Operationen zur Beseitigung verschiede-

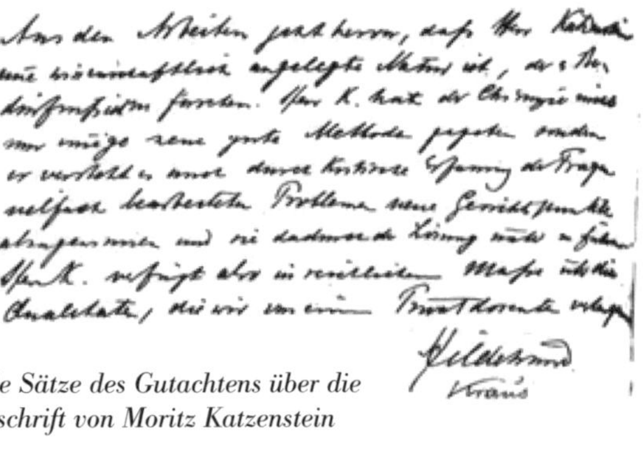

Abschließende Sätze des Gutachtens über die Habilitationsschrift von Moritz Katzenstein

ner Muskellähmungen (18.11). Für die damalige Zeit fast spektakulär erscheint auch ein Bericht in der Berliner medizinischen Gesellschaft am 1. 12. 1909: M. K. hatte neun Monate zuvor bei einem 15jährigen Jungen wegen eines bösartigen Tumors den Oberschenkelknochen in 13 cm Länge entfernen müssen, den entstandenen Längendefekt durch ein Transplantat aus dem Schienbeinknochen mit anhaftender Knochenhaut überbrückt und das Bein für Monate immobilisiert. Zum Zeitpunkt des Vortrages war der frühere Defekt knöchern überbrückt (18.12).
Die Vorträge und Publikationen von Moritz Katzenstein aus den Jahren vor und nach dem 1. Weltkrieg beweisen vielfältige chirurgische Interessen, die aber ohne entsprechende manuelle Fertigkeiten und ohne intellektuelle Flexibilität nicht zu verfolgen gewesen wären. Moritz Katzenstein führte Eingriffe durch, die für die damalige Zeit Neuheitswert besaßen. Das waren neben der bereits genannten ersten Meniskus-Refixation in Deutschland am 7. 2. 1900 (18.4):

am 12. 4. 1902 der plastische Ersatz des Lig. anulare radii durch einen Gewebestreifen aus der Kapsel des Ellenbogengelenkes (18.6),

am 4. 5. 1907 die Reinsertion des abgerissenen vorderen Kreuzbandes am Tibiakopf (18.10), sowie

am 6. 9. 1911 der plastische Ersatz des Lig. deltoideum am oberen Sprunggelenk mit einem Periostreifen (= Knochenhaut) (18.15).

Gründung einer eigenen Familie

Am 1. Januar 1900 heiratete Dr. Moritz Katzenstein die Tochter eines wohlhabenden jüdischen Fabrikanten aus Gotha, Helene Loeser (1875–1961) (14, 24, 26). Das hatte nach den in damaliger Zeit nicht nur in Berlin üblichen Gepflogenheiten für den jungen Arzt zur Folge, daß seine Ausbildung in einer Klinik zu beenden war. Das Verlassen des Jüdischen Krankenhauses bedeutete aber, wie es schon beschrieben wurde, keinesfalls das Ende seines lebenslangen Strebens nach fachlicher Vollkommenheit und exakter Problemanalyse. Wieviel Verzicht auf familiäres Miteinander aus den wissenschaftlichen Ambitionen von M. K. neben den beruflichen Anforderungen als praktisch tätiger Chirurg erwuchs, kann eigentlich nur derjenige ermessen, der gleiches tat. Der verständnisvolle Anteil von Ehefrau Helene ist dabei für den Bestand der Familie nicht hoch genug einzuschätzen, weil ohne Zweifel die Führung des Haushaltes und die Erziehung der beiden Söhne (Walter Friedrich, geb. am 18. 10. 1900 und Heinz Peter, geb. am 11. 5. 1905) von ihr zu bewältigen waren. Dazu kamen noch die in jener Zeit üblichen und mit wachsendem Renommee des Chirurgen zunehmenden gesellschaftlichen Verpflichtungen.
Albert Einstein widmet im November 1920 sein Porträtfoto »der fürsorglichen Frau meines Freundes Katzenstein« (s. Abb. S. 49), woraus auch auf eine bereits länger bestehen-

de Freundschaft der beiden Wissenschaftler geschlossen werden kann (14). Dr. Löwenstein schließlich würdigt in der Stunde des Abschieds von M. K. am 26. März 1932, daß Frau Helene »in den Jahren rastloser, hochstrebender Arbeit das Haus der friedvollen Besinnung, dem Frohsinn bereitet« hat (14, 33). Neben vielen Publikationen in medizinischen Zeitschriften und Vorträgen auf Tagungen ärztlicher Gesellschaften unterstreicht die auf experimentellen Arbeiten beruhende Habilitationsschrift mit dem Titel »Die Ausbildung eines arteriellen Kollateralkreislaufs der Niere« nachhaltig das Streben von M. K. Die Studie wurde 1911 an der Berliner Friedrich-Wilhelms-Universität (der heutigen Humboldt-Universität) von zwei Professoren der Charité als Gutachter in anerkennenden Worten beurteilt. In ihre Wertung fanden auch die vielen vorausgegangenen originellen fachlichen Leistungen des Habilitanden Eingang: »*Aus den Arbeiten geht hervor, daß Herr Katzenstein eine wissenschaftlich angelegte Natur ist, der es ein Bedürfnis ist zu forschen. Herr K. hat der Chirurgie nicht nur einige neue gute Methoden gegeben sondern er versteht es auch durch kritische Erfassung der Fragen vielfach bearbeiteten Problemen neue Gesichtspunkte abzugewinnen und sie dadurch der Lösung näher zu führen. Herr K. verfügt also in reichlichem Maße über die Qualitäten, die wir von einem Privatdozenten verlangen*« (18.13). Diese Beurteilung des Chirurgen Prof. Hildebrand und des Internisten Prof. Kraus (die aus dem Original zu ersehende Interpunktion wurde nicht korrigiert) ebnete dem extern Habilitierten den Weg für weitere akademische Ehren. Seine Antrittsvorlesung galt der Anpassungsfähigkeit des Organismus in Beziehung zu Pathologie und Therapie. Der darin enthaltene Reichtum an experimentellen Ergebnissen und daraus gezogenen Schlüssen wird durch einige Zitate aus dieser Arbeit ersichtlich: »*Der Schutz des Magens gegen die eigene Verdauung ist ein Anpassungsvorgang, ohne den das Leben undenkbar wäre*... (Anm.: Hinweis auf eigene Tierexperimente zur Pepsinwirkung – 18.7) ... *Die große Anpassungsfähigkeit des Herzens können wir klinisch als ›Maassstab‹ seiner Leistungsfähigkeit betrachten... Die Verlagerung von Krampfadern in die Muskulatur* (Anm.: nach einer von M. K. 1909 angegebenen Methode) *bewirkt eine funktionelle Heilung der Varicen und Die exakte Naturwissenschaft ist nicht spekulativ, sie ist vielmehr eine beschreibende Wissenschaft, und in diesem Sinne ist der Begriff der Anpassung die Wiedergabe einer tatsächlich vorhandenen Eigenschaft des Organismus*« (18.14).

Es war zur damaligen Zeit sehr ungewöhnlich, bereits zwei Jahre nach der Habilitation Professor zu werden – dennoch wurde M. K. 1913 außerordentlicher und 1920 ordentlicher Professor. Das Vorlesungsverzeichnis der Medizinischen Fakultät der Friedrich-Wilhelms-Universität enthält noch im Wintersemester 1931/1932, also bis an sein Lebensende, von ihm durchgeführte Lehrveranstaltungen (33).

Stabsarzt im 1. Weltkrieg

Moritz Katzenstein gehörte zur Mehrzahl der deutschen Juden, welche den Dienst im kaiserlichen Heer als Bestandteil des Bemühens ansahen, ihre vollständige Integration in das soziale Gefüge des Deutschen Reiches unter Beweis zu stellen. Als Arzt konnte er sogar Offizier werden, was seinen Glaubensbrüdern im allgemeinen verwehrt wurde. So findet man ihn in den Ranglisten der königlich preußischen Armee seit 1909 als Oberarzt der Reserve im Landwehrbezirk III (Berlin) verzeichnet (33).

Bereits ein Jahr später befördern »Wir Wilhelm von Gottes Gnaden König von Preußen etc.« (alles ohne Interpunktion) »Dr. Moritz Katzenstein wegen seiner guten Eigenschaften und erlangten militärärztlichen Kenntnisse zum Stabsarzt der Reserve ... Des zu Urkund haben Wir dieses Patent Eigenhändig unterschrieben und mit Unserem Insiegel bedrucken lassen. So geschehen und gegeben: Neues Palais, den 17. Mai 1910 A.« (14).

Mit dem Beginn des 1. Weltkrieges am 1. August 1914 bestätigt sich erneut die Ernsthaftigkeit des Integrationsbemühens der Deutschen jüdischer Herkunft oder jüdischen Glaubens. Immerhin dienten von 1914–1918 ca. 100 000 deutsche Juden in der kaiserlichen Armee, davon ca. 2 000 als Offiziere. Dem Geist der damaligen Zeit entsprechend, wurde auch in den Synagogen des Deutschen

Kaiserreiches für den Sieg der eigenen Waffen gebetet, und auf aller Koppelschloß stand »Gott mit uns«. Das half jedoch den etwa 12 000 im 1. Weltkrieg umgekommenen deutschen jüdischen Soldaten wenig – wie allen Opfern einer jeden militärischen Auseinandersetzung (10). Das Dilemma ärztlichen Handelns im Kriege hatte auch M. K. seelisch zu bewältigen: das im Frieden erlernte Optimum medizinischer Kenntnisse und Fertigkeiten ließ sich unter gefechtsfeldnahen Bedingungen überhaupt nicht und im Etappenlazarett allenfalls nur schlecht realisieren. Und erfolgreich behandelte Verletzte wurden wieder an die Front geschickt, wo das vorherige ärztliche Bemühen in Sekundenschnelle eliminiert werden konnte. Das erlebte und durchlebte ohne Zweifel auch der Stabsarzt der Reserve Prof. Dr. Moritz Katzenstein in einem Frontlazarett, wo er von August bis Dezember 1914 tätig zu sein hatte. Dennoch überwiegen im Jahre 1915 noch die jener Zeit eigenen Vorstellungen des Dienstes am Vaterland: »*Bei unserer Kriegstätigkeit erfaßt uns nur ein Interesse: die uns anvertrauten Patienten so rasch und gut als möglich wieder zu gesunden Soldaten zu machen.*« Dieser Satz ist einer Arbeit über die Behandlung von Brustkorbverletzungen in den Heimatlazaretten entnommen (18.18).

Von 1915 leitete M. K. bis 1919 die chirurgische Abteilung des Lazaretts Berlin-Buch, das sich auf dem Gelände des späteren städtischen Krankenhauses in der Wiltbergstraße

befand (36). Er erhielt dort sogar einen österreichischen Orden verliehen, wie das Gemeindeblatt der Haupt- und Residenzstadt Berlin am 6. August 1916 berichtete (33). Der Chef der chirurgischen Abteilung des Lazaretts konnte aber auch etwas für Familienangehörige tun: der Neffe Curt Meyer schrieb eine Dissertation über die von seinem Onkel M. K. im Lazarett Buch erfolgreich behandelte seltene Schußverletzung der Harnröhre bei einem Soldaten (24).
Im Besitz der Katzenstein-Enkeltöchter befindet sich eine Metallschale, welche die Op.-Schwestern mit ihren Namenszügen dem Chefchirurgen anläßlich der 300. im Lazarett Buch durchgeführten Operation gewidmet haben (14).

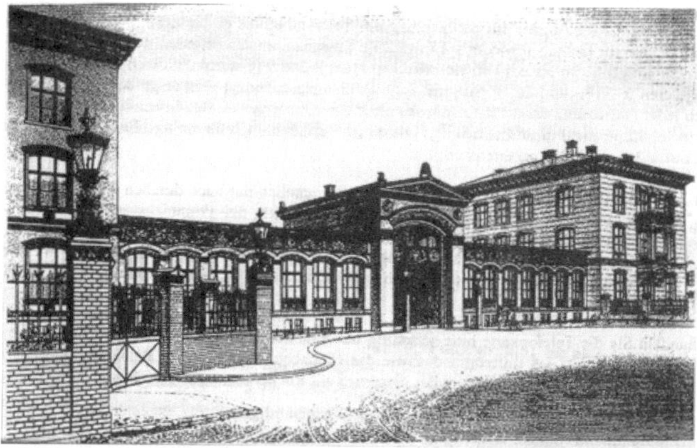

Eingang zum Krankenhaus im Friedrichshain

Chefarzt im städtischen Krankenhaus im Friedrichshain (1920–1932)

Am Programm zum Bau städtischer Krankenhäuser in der neuen Hauptstadt des deutschen Kaiserreiches hatte die sozialmedizinische Initiative des politisch als Bismarck-Gegner engagierten Pathologen Rudolf Virchow (1821–1902) einen hervorzuhebenden Anteil (22). Das erste einer Reihe neuer Krankenhäuser wurde dann 1874 im Friedrichshain eröffnet und der Initiator sagte »Es ist der schönste Platz, der für ein Krankenhaus ausgewählt werden konnte!« Die Pavillons mit insgesamt 600 Krankenbetten standen aber nicht nur an einem schönen Ort im Grünen – auch die Qualität der medizinischen Betreuung nahm nach den damals gültigen Maßstäben ebenfalls eine Spitzenposition ein. Die ersten beiden ärztlichen Direktoren waren gleichzeitig Chefarzt der chirurgischen Klinik: Friedrich Trendelenburg (1844–1924) und Max Schede (1844–1902). Sie wurden wegen ihres Renommees nach jeweils wenigen Jahren im Friedrichshain auf Lehrstühle an Universitätskliniken berufen. Der in dieser Reihe Dritte, nämlich Eugen Hahn (1841–1902) bewirkte mit seiner Kompetenz, daß die Anzahl der chirurgischen Betten von 128 auf 400 erhöht werden mußte, um dem Bedarf Rechnung zu tragen. Nach dem plötzlichen Tod von E. Hahn wurde die nunmehr zu groß gewordene Chirurgie in zwei Kliniken geteilt – eine der beiden leitete der Oberarzt des Verstorbenen, der spätere Prof. Alfred Neumann (1865–1920). Er hatte sich bereits einen anerkannten Ruf mit der chirurgischen Behandlung von Verletzungen des Brustkorbes und Bauchraumes erworben. Als Chefarzt der 2. chirurgischen Klinik baute er diesen weiter aus. Die sozial problematischen Wohngebiete um den Alexanderplatz und die sich immer mehr vergrößernden Arbeiterquartiere im Friedrichshain ließen das Krankenhaus zu einem allseits anerkannten Zentrum in der Behandlung von internistischen und chirurgischen Notfällen und Erkrankungen werden. Die weitere fachliche Spezialisierung erfolgte jedoch erst nach dem 2. Weltkrieg (11).

A. Neumann starb wenige Tage vor seinem 55. Geburtstag an ›Gehirnentzündung und Herzschwäche‹, wie aus dem Einweisungsschein zum Jüdischen Friedhof in Weißensee ersichtlich wird. Zu seinem Nachfolger wurde noch 1920 der nunmehr ordentliche Professor Dr. Moritz Katzenstein berufen.

Der Alltag eines Chirurgen war in den zwanziger Jahren des vorigen Jahrhunderts mit Sicherheit durch andere inhaltliche Anforderungen geprägt und im Vergleich zur heutigen Zeit durch deutlich geringere materiell-technische Möglichkeiten erschwert. Er wurde mit einer größeren Zahl von Krankheitsbildern konfrontiert, denn es gab noch keine so ausgeprägte Spezialisierung. Es gab weder eine

moderne Anästhesie mit allen ihren Vorteilen für Patienten und Operateure, noch eine high-tech-Medizintechnik, wie spezielle bildgebende Verfahren (z. B. CT, MRT, Ultraschall) oder Endoskope zur minimalinvasiven Chirurgie in Körperhöhlen. Es gab aber wohl weniger Bürokratie und damit mehr Zeit für die ärztliche Zuwendung, die dem Patienten zuteil werden konnte, wenn der Chirurg nicht im Operationssaal oder in der 1. Hilfe tätig werden mußte.
In seinem Nachruf beschrieb Albert Einstein die Arbeitsleistung des Freundes, die ihm Bewunderung abnötigte. Diese wurde zudem noch durch das Engagement für wissenschaftliche Probleme vergrößert, wofür dann oft die Abend- und Nachtstunden in Anspruch genommen werden mußten. Der Dichter Peter Bamm (1897–1974), der unter dem bürgerlichen Namen Curt Emmerich im Friedrichshain Chirurg wurde, bevor ihn die Muse überwältigte, beschrieb das sehr anschaulich (3): »*Der Chef der Klinik war Professor Katzenstein, ein glänzender Operateur, ein großartiger Lehrer... Die Aufmerksamkeit der am Fortschritt der Wissenschaft interessierten Chirurgen wandte sich der Biologie zu...*« und der Chef übertrug seinem jungen Assistenten die Aufgabe über Pepsin zu forschen. P. Bamm schildert auch eine Begegnung mit seinem Chef, der am sehr späten Abend mit A. Einstein ins Labor kam, um über die Improvisation eines Gerätes zu beraten, für das ihm die Mittel verweigert worden waren.

Vor dem späteren Dichter setzte ein späterer Verleger seine bereits begonnene Ausbildung zum Chirurgen 1923 im Friedrichshain bei Moritz Katzenstein fort – Gottfried Bermann (1897–1995). Die Einheirat in die Familie des Verlegers Samuel Fischer ließ ihn die medizinische Karriere 1925 abbrechen. Als Gottfried Bermann Fischer schrieb er dann seit 1928 Verlagsgeschichte und später auch seine Memoiren (9). Darin schildert er die einfühlsamen Worte seines Chefs für das Schicksal eines schwer verletzten Jungen und dessen Hinweis, den er als junger Arzt erhält: auch bei wenig Aussicht auf ein Überleben ist eine adäquate Therapie durchzuführen. Er resümiert seine Zeit bei Moritz Katzenstein mit den Worten »*Eine bessere Ausbildung konnte ich mir nicht wünschen!*«

Auch aus seinen letzten zwölf Lebensjahren, in denen M.K. als chirurgischer Chefarzt im Krankenhaus Friedrichshain tätig war, sind eine Reihe wissenschaftlicher Vorträge und Publikationen nachzuweisen. 1927 referiert M.K. mehrfach in der Berliner Chirurgischen Gesellschaft; am 13. Juni über Bänderverletzungen am Kniegelenk (18.27) und am 11. November bilanziert er die Verbesserung der Behandlungsergebnisse von Knochenbrüchen während der sieben Jahre seit 1920, als er die Klinik übernahm (18.28). Die Problematik der oft tödlich verlaufenden Bauchfellentzündung nach sogenanntem Blindarmdurchbruch beschäftigte auch M.K. und seine Mitarbeiter. 1923

wurde über Erfolge mit der Spülbehandlung der vereiterten Bauchhöhle berichtet und zwischen 1927 und 1931 mehrfach über die positive Wirkung eines Coliserum genannten Antitoxins, das sich gegen die Giftstoffe der Darmbakterien richtet (18.29). Den Vortrag eines Mitarbeiters von M.K. kommentierte F. Sauerbruch: *»Dieser Vortrag von Herrn Zimmer hat auf mich einen sehr guten Eindruck gemacht, zumal die Person seines Chefs, des Herrn Katzenstein, dafür bürgt, daß diese Beobachtungen klinisch reif sind«* (18.30).
Seit 1925 befaßte sich M.K. mit der experimentellen Krebsforschung und dieses Thema beschäftigte ihn dann bis zu seinem Lebensende. In einem Vortrag am 14.5.1930 stellte er voller Freude fest: *»Vor einem Jahre ging mein langjähriger Wunsch in Erfüllung, über ein eigenes Laboratorium für Gewebezüchtung zu verfügen.«* Die 1931 erschienene und gemeinsam mit Else Knake verfaßte Arbeit zu diesem Thema (18.32) wurde zur letzten Publikation im fachlich so erfüllten Leben von Moritz Katzenstein.

Einmal wurde die allseits anerkannte fachliche Kompetenz des Professors allerdings schroff zurückgewiesen. Als der Pastorensohn und SA-Sturmführer Horst Wessel im Februar 1930 nach einer politischen Auseinandersetzung mit einer Schußverletzung in das Krankenhaus im Friedrichshain eingeliefert worden war, verfügte die SA-Führung, daß er nicht von jüdischen Ärzten behandelt werden dürfe (20). Sein Tod an einer Sepsis führte nach 1933 zu einem der auch in jener Zeit seltenen Fälle, daß ein Krankenhaus zwangsweise den Namen eines dort verstorbenen Patienten zu führen hatte. Das Sterbezimmer des zu einem braunen Nationalhelden hochstilisierten H.W. erhielt damals sogar den Status einer Weihestätte.

Dieser Vorfall wies bereits auf die zukünftige inhumane Entwicklung in Deutschland hin, die nach dem 30. Januar 1933 zunächst über andersdenkende und jüdische Deutsche hereinbrach und nach weiteren fünf Jahren auch über Europa und seine Bewohner.

Moritz Katzenstein erlebte das nicht mehr. Er starb, noch nicht sechzigjährig, am Mittwoch, dem 23. März 1932 an einem Krebsleiden (24). Im Berliner Lokalanzeiger erschien eine Nachricht über den Tod des nicht nur in Berlin bekannten Chirurgen. Eine Todesanzeige der Familie in der Vossischen Zeitung vom 27. März 1932 informierte, daß die Einäscherung bereits stattgefunden habe (33).

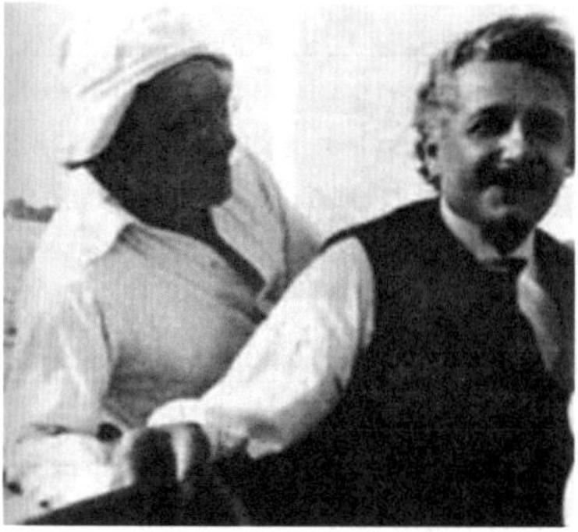

Moritz Katzenstein und Albert Einstein beim Segeln

Nachruf von Albert Einstein für seinen Freund

In den Einstein Archives Online in Princeton N.Y. ist als ›Obituary for Moritz Katzenstein‹ der Nachruf einzusehen, den der Physik-Nobelpreisträger schrieb, als sein bester Freund aus den Berliner Jahren starb (1, 16). Viele Änderungen im Manuskript verweisen auf die stilistische Sorgfalt, mit der allumfassend die Gemeinsamkeiten ausgedrückt werden sollten, die den Physiker und den Chirurgen verbanden:

»In den achtzehn Jahren, die ich in Berlin verlebte, standen mir wenige Männer freundschaftlich nahe, am nächsten Professor Katzenstein. Über zehn Jahre lang verbrachte ich die Erholungszeit der Sommermonate mit ihm, meist auf seinem graziösen Segelschiff. Was wir erlebten, erstrebten, fühlten, wurde da ausgetauscht. Beide empfanden wir es, daß diese Freundschaft nicht nur dadurch beseligend war, daß einer den anderen verstand, von ihm bereichert wurde und in ihm die jedem Lebenden so unentbehrliche Resonanz fand; diese Freundschaft trug auch dazu bei, uns beide gegen das Erleben von außen unabhängiger zu machen, es leichter zu objektivieren.

Während ich ein freier Mensch war, weder durch viele Pflichten noch aufregende Verantwortung gebunden, steckte er unablässig in der Zange drängender Pflichten und fürsorglicher Furcht um das Schicksal bedrohter Menschen. Wenn er – was stets der Fall war – am Morgen einige gefährliche Operationen ausgeführt hatte, erkundigte er sich durch telephonischen Anruf, unmittelbar bevor wir aufs Schiff gingen, noch nach dem Befinden einiger Patienten, die ihm Sorge machten; ich merkte, wie nahe ihm die Schicksale gingen, die ihm anvertraut waren. Wunderbar war es, daß seine Seele bei dieser Gebundenheit des äußeren Daseins nicht ihre Flügel einbüßte; seine Phantasie und sein Humor ließen sich nicht unterkriegen. Nie wurde der zu dem Typus des norddeutschen Pflichtmenschen, den die Italiener in den Zeiten ihrer Freiheit als ›bestia seriosa‹ bezeichneten. Wie ein Jüngling war er empfänglich für die harte Schönheit der märkischen Seen und Wälder, und in solcher geliebter und vertrauter Umgebung das Schiff mit großer Sicherheit dahinsteuernd, öffnete er vor mir sein

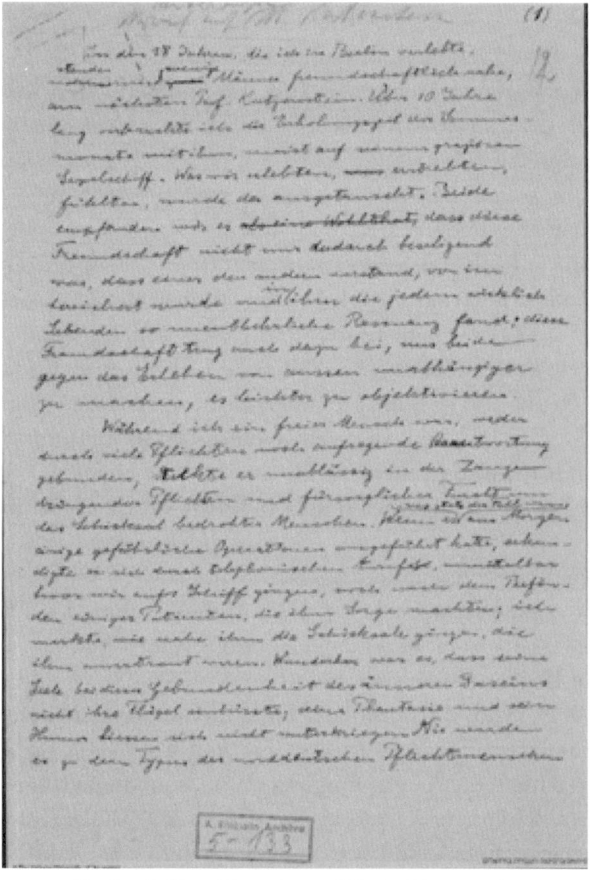

Nachruf Albert Einsteins auf Moritz Katzenstein

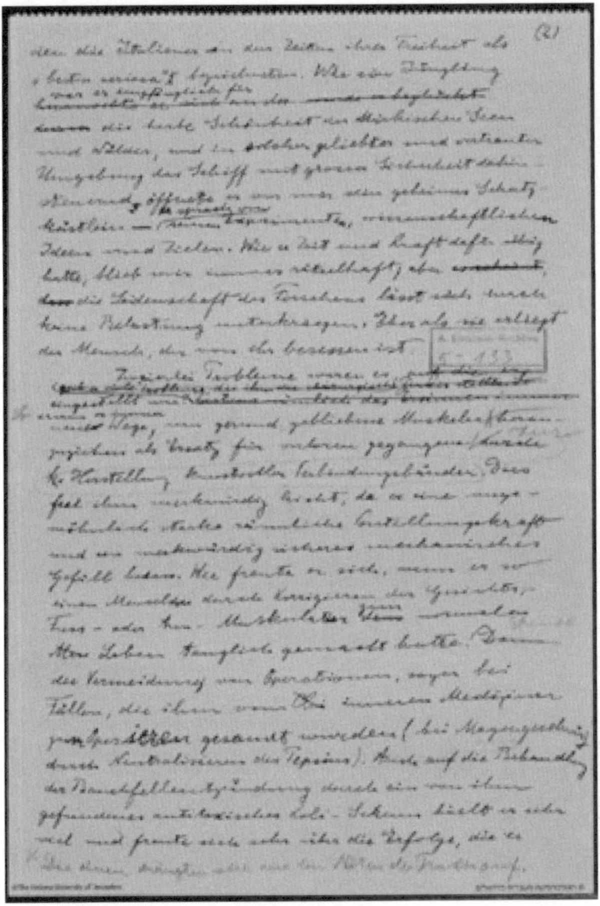

(2)

als die Italiener in den Zeiten ihrer Freiheit als „bestia serena" bezeichneten. Wie ein Jüngling war er empfänglich für ~~[illegible]~~ die herbe Schönheit der [illegible] Seen und Wälder, und in solcher geliebten und vertrauten Umgebung das Schiff mit grosser Sicherheit dahinsteuernd, öffnete er uns wie einen geheimen Schatz Kästlein — [illegible] Experimenten, wissenschaftlichen Ideen und Zielen. Wie er Zeit und Kraft dafür übrig hatte, blieb mir immer rätselhaft; aber ~~[illegible]~~ die Leidenschaft des Forschens lässt sich durch keine Belastung unterkriegen. Eher als sie erliegt der Mensch, der von ihr besessen ist.

Zweierlei Probleme waren es, ~~[illegible]~~ [illegible] Wege, um gesund gebliebene Muskelkraftstränge [illegible] als Ersatz für verloren gegangene Muskeln [illegible] Herstellung [illegible]. Dies fiel ihm merkwürdig leicht, da er eine ungewöhnlich starke räumliche Vorstellungskraft und ein merkwürdig sicheres mechanisches Gefühl besass. Wie freute er sich, wenn er so einen Menschen durch Korrigieren des Gewichts-, Fuss- oder Arm-Muskulatur zum normalen Leben tauglich gemacht hatte. Dann der Vermeidung von Operationen, sogar bei Fällen, die ihm vom Chi[illegible] inneren Medizinern zum Operieren gesandt wurden (bei Magengeschwür durch Neutralisieren des Pepsins). Auch auf die Behandlung der Bauchfellentzündung durch ein von ihm gefundenes antitoxisches Coli-Serum hielt er sehr viel und freute sich sehr über die Erfolge, die er

* [illegible]

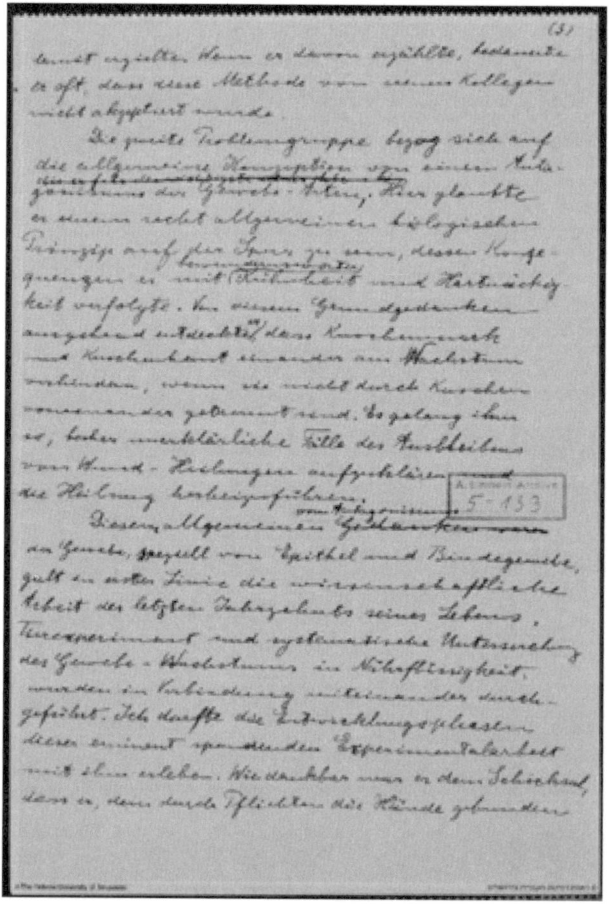

(3)

damit erzielte. Wenn er davon erzählte, bedauerte er oft, dass diese Methode von seinen Kollegen nicht akzeptiert wurde.

Die zweite Problemgruppe bezog sich auf die allgemeine Konzeption von einem Antagonismus der Gewebs-Arten. Hier glaubte er einem recht allgemeinen biologischen Prinzip auf der Spur zu sein, dessen Konsequenzen er mit Kühnheit und Hartnäckigkeit verfolgte. Von diesem Grundgedanken ausgehend entdeckte er, dass Knochenmark und Knochenhaut einander am Wachstum verhindern, wenn sie nicht durch Knochen voneinander getrennt sind. Es gelang ihm es, bisher unerklärliche Fälle des Ausbleibens von Bruch-Heilungen aufzuklären und die Heilung herbeizuführen.

Diesen allgemeinen Gedanken vom Antagonismus an Gewebe, speziell von Epithel und Bindegewebe, galt in erster Linie die wissenschaftliche Arbeit des letzten Jahrzehnts seines Lebens. Tierexperiment und systematische Untersuchung des Gewebe-Wachstums in Nährflüssigkeit, wurden in Verbindung miteinander durchgeführt. Ich durfte die Entwicklungsphasen dieser eminent spannenden Experimentalarbeit mit ihm erleben. Wie dankbar war er dem Schicksal, dass er, dem durch Pflichten die Hände gebunden

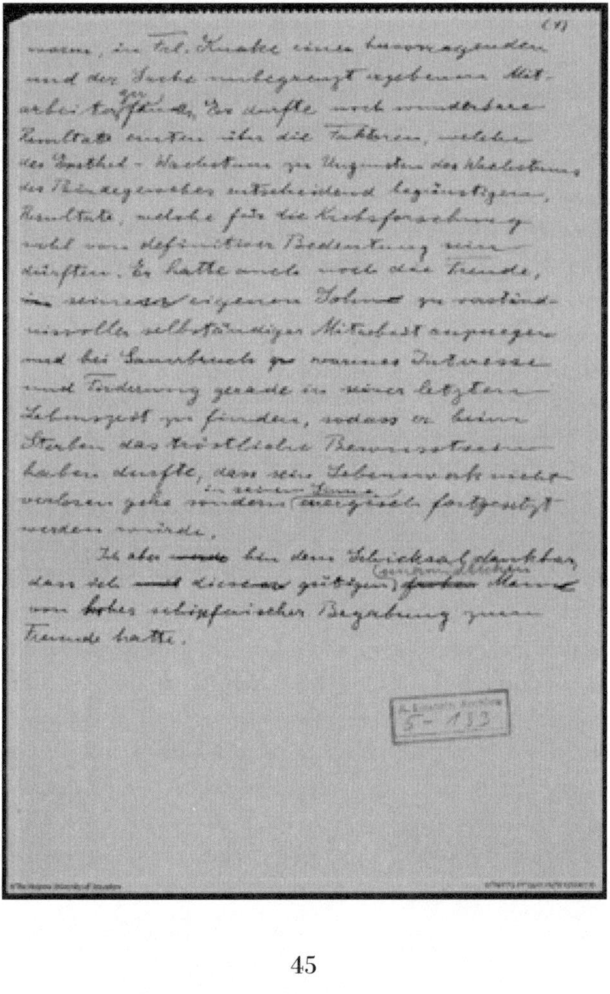

(4)

wann, in Frl. Knake einer hervorragenden und der Sache unbegrenzt ergebenen Mitarbeiterin gefunden. Er durfte noch wunderbare Resultate ernten über die Faktoren, welche das Epithel-Wachstum zu Ungunsten des Wachstums des Bindegewebes entscheidend begünstigen, Resultate, welche für die Krebsforschung wohl von definitiver Bedeutung sein dürften. Er hatte auch noch die Freude, ~~in~~ seinen ~~seines~~ eigenen Sohn ~~Sohnes~~ zu verständnisvoller selbständiger Mitarbeit anzuregen und bei Sauerbruch so warmes Interesse und Förderung gerade in seiner letzten Lebenszeit zu finden, sodass er beim Sterben das tröstliche Bewusstsein haben durfte, dass sein Lebenswerk nicht verloren gehe sondern in seinem Sinne ~~energisch~~ fortgesetzt werden würde.

Ich aber ~~war~~ bin dem Schicksal dankbar, dass ich ~~und~~ diesen gütigen, gerechten ~~starken~~ Mann von ~~hoher~~ schöpferischer Begabung zum Freunde hatte.

geheimes Schatzkästlein: Er sprach von seinen Experimenten, wissenschaftlichen Ideen und Zielen. Wie er Zeit und Kraft dafür übrig hatte, blieb mir immer rätselhaft; aber die Leidenschaft des Forschens läßt sich durch keine Belastung unterkriegen. Eher als sie unterliegt der Mensch, der von ihr besessen ist.

Zweierlei Probleme waren es, auf die er eingestellt war: die einen drängten sich aus den Nöten der Praxis auf. So ersann er immer neue Wege, um gesund gebliebene Muskeln heranzuziehen als Ersatz für verloren gegangene durch Herstellung kunstvoller Verbindungsbänder. Dies fiel ihm merkwürdig leicht, da er eine ungewöhnlich starke räumliche Vorstellungskraft und ein merkwürdig sicheres mechanisches Gefühl besaß. Wie freute er sich, wenn er so einen Menschen durch Korrigieren der Gesichts-, Fuß- oder Armmuskulatur zum normalen Leben tauglich gemacht hatte! Dann die Vermeidung von Operationen, sogar bei Fällen, die ihm vom inneren Mediziner zum Operieren gesandt wurden (bei Magengeschwür durch Neutralisieren des Pepsins). Auf die Behandlung der Bauchfellentzündung durch ein von ihm gefundenes antitoxisches Koliserum hielt er sehr viel und freute sich sehr über die Erfolge, die er damit erzielte. Wenn er davon erzählte, bedauerte er oft, daß diese Methode von seinen Kollegen nicht akzeptiert wurde.

Die zweite Problemgruppe bezog sich auf die allgemeine Konzeption von einem Antagonismus der Gewebearten.

Hier glaubte er, einem recht allgemeinen biologischen Prinzip auf der Spur zu sein, dessen Konsequenzen er mit bewunderungswürdiger Kühnheit und Hartnäckigkeit verfolgte. Von diesem Grundgedanken ausgehend entdeckte er, daß Knochenmark und Knochenhaut einander am Wachstum verhindern, wenn sie nicht durch Knochen voneinander getrennt sind. Es gelang ihm so, bisher unerklärliche Fälle des Ausbleibens von Wundheilungen aufzuklären und die Heilung herbeizuführen.
Diesem allgemeinen Gedanken vom Antagonismus der Gewebe, speziell von Epithel und Bindegewebe, galt in erster Linie die wissenschaftliche Arbeit des letzten Jahrzehnts seines Lebens. Tierexperimente und systematische Untersuchungen des Gewebewachstums in Nährflüssigkeit wurden in Verbindung miteinander durchgeführt. Ich durfte die Entwicklungsphasen dieser eminent spannenden Experimentalarbeit mit ihm erleben. Wie dankbar war er dem Schicksal, daß er, dem durch Pflichten die Hände gebunden waren, in Fräulein Knake einen hervorragenden, der Sache unbegrenzt ergebenen Mitarbeiter fand! *)

---

*) Anm. d. Verf.: Dr. Else Knake (1901–1973) wurde Leiterin der Abt. für experimentelle Zellforschung am Pathologischen Institut der Charité, nachdem 1933 ihre frühere Chefin, Prof. Dr. Rhoda Erdmann (1870–1935) als Jüdin zunächst verhaftet und dann entlassen wurde. Else Knake habilitierte sich 1941 und leitete seit

Er durfte noch wunderbare Resultate über die Faktoren ernten, welche das Epithelwachstum zu Ungunsten des Wachstum des Bindegewebes entscheidend begünstigen; Resultate, welche für die Krebsforschung wohl von definitiver Bedeutung sein dürften. Er hatte auch noch die Freude, seinen eigenen Sohn zu verständnisvoller, selbständiger Mitarbeit anzuregen und bei Sauerbruch warmes Interesse und Förderung gerade in seiner letzten Lebenszeit zu finden, so daß er beim Sterben das tröstliche Bewußtsein haben durfte, daß sein Lebenswerk nicht verloren gehe, sondern in seinem Sinne energisch fortgesetzt würde.
Ich aber bin dem Schicksal dankbar, daß ich diesen gütigen, unermüdlichen Mann von hoher schöpferischer Begabung zum Freunde hatte«.

1943 die Abt. für experimentelle Zellforschung des Kaiser-Wilhelm-Instituts, der späteren Max-Planck-Gesellschaft. Deren Institut für Gewebezüchtung in Berlin-Dahlem leitete sie dann von 1953–1963, nachdem sie wegen politischer Querelen ihre Bindungen zur Charité 1949 abbrach (6).

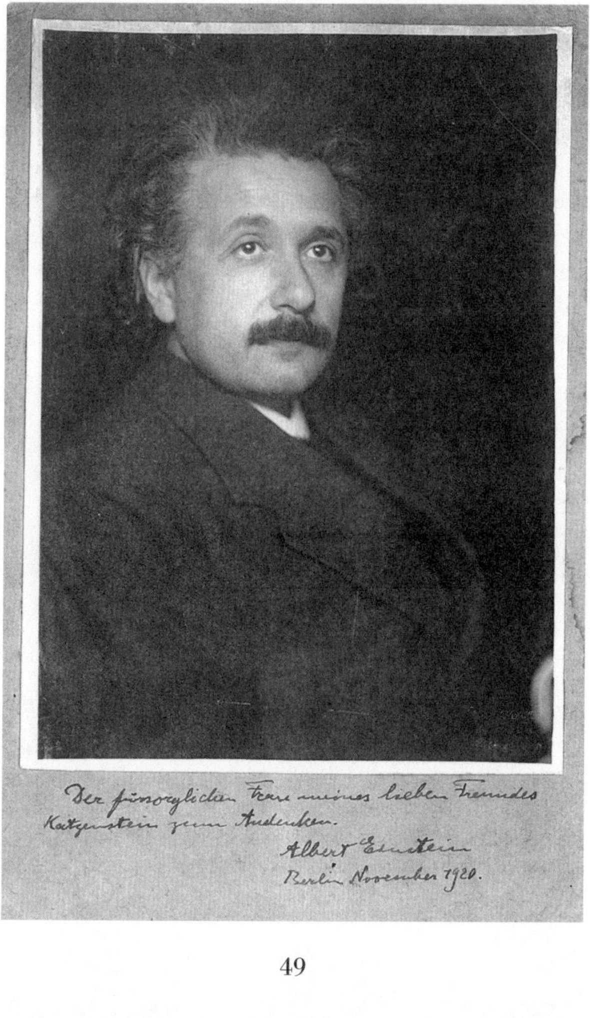
Der fürsorglichen Frau meines lieben Freundes
Katzenstein zum Andenken.
Albert Einstein
Berlin November 1920.

Epilog

Helene Loeser wird von ihren begüterten Eltern sicher eine nicht zu unterschätzende Mitgift erhalten haben. Diese ermöglichte ihr und dem jungen Arzt, den sie heiratete, am Beginn ihrer Ehe ein kaum von Entbehrungen geprägtes Leben führen zu müssen. Die erfolgreiche chirurgische Tätigkeit ihres Mannes trug in den Folgejahren sicher dazu bei, daß Familie Katzenstein im als vornehm anzusehenden Stadtteil Westend von Charlottenburg, in der Ahornallee 10,

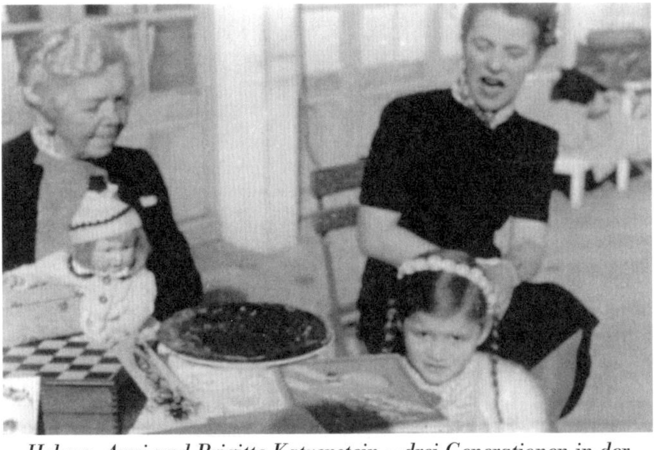

Helene, Anni und Brigitte Katzenstein – drei Generationen in der Emigration in Frankreich, am 7. November 1943, dem 6. Geburtstag von Brigitte

eine große Einfamilienvilla bewohnen konnte. »Tante Lene war eine Dame und führte einen sehr kultivierten Haushalt« schilderte ihr Neffe eigenes Erleben bei seinen Verwandten (24, 31). In der Erinnerung ihrer Enkeltochter war die Großmutter Helene eine sehr kultivierte und literarisch höchst interessierte Persönlichkeit (14).

Das Jüdische Adreßbuch von Berlin 1931 nennt als Wohnanschrift für Prof. Dr. Moritz Katzenstein und seinen älteren Sohn Dr. Walter Katzenstein die in Berlin-Westend gelegene Ahornallee 10. Nach dem Tode des Professors wurde auf dem städtischen Friedhof an der Heerstraße ein großes Familiengrab für die Dauer von 60 Jahren erworben. Die Einäscherung des Verstorbenen und die Beisetzung der Urne auf dem als interkonfessionelle Anlage konzipierten städtischen Friedhof sprechen für das liberale Judentum der Familie Katzenstein (17). Die damals und noch heute ungewöhnlich lange Laufzeit der Grabstelle kann als Beweis dafür gelten, daß 1932 keinerlei Absicht zu einer Emigration bestand und Berlin weiterhin als Lebensmittelpunkt angesehen wurde. Uns Heutigen sicherte diese lange Laufzeit aber auch das Erhaltenbleiben des Grabes: nach deren Ablauf wurde wegen des Hinweises auf dem Stein, daß Heinz Peter Katzenstein in Auschwitz ermordet wurde, vom Einebnen des Grabstelle abgesehen (21). Das ermöglicht uns, heute noch eine sehr schöne Würdigung für M. K. lesen zu können, welche die Zeiten überdauert hat:

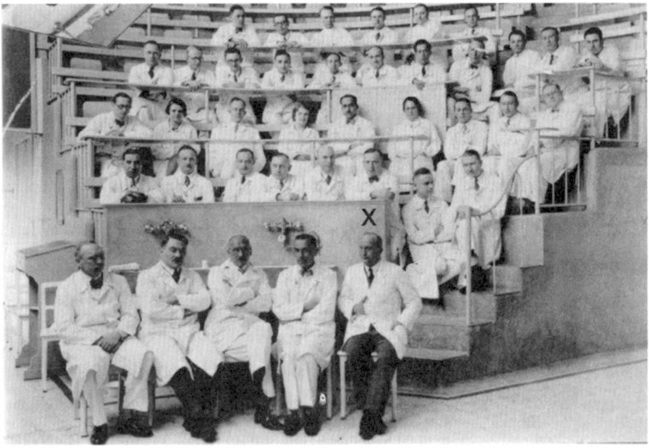

Hörsaal der Chirurgischen Klinik der Charité, um 1930: vordere Reihe ganz links Emil Karl Frey; Mitte Ferdinand Sauerbruch; rechts daneben Rudolf Nissen; 1. Sitzreihe, rechts (x) Dr. Walter F. Katzenstein

DEIN SEIN – EIN FEIERTAGSGEDANKE DER NATUR. Im Einstein-Jahr 2005 soll zudem auf Initiative der Berliner Chirurgischen Gesellschaft die Stätte der letzten Ruhe von Prof. Dr. Moritz Katzenstein als ›Ehrengrab des Landes Berlin‹ gekennzeichnet werden.

Das Ehepaar Katzenstein hatte zwei Söhne. Deren späterer Lebensweg ist als exemplarisch für die Schicksale deutscher (und europäischer) Juden in den dreißiger und vierziger Jahren des 20. Jahrhunderts anzusehen.

Der ältere Sohn, Walter Friedrich K. (1900–1976), wurde wie sein Vater Chirurg, und zwar in der Charité bei Prof. Ferdinand Sauerbruch (1875–1951). Bei ihm reichte er noch 1932 seine Habilitationsschrift ein (14). Bereits wenige Wochen nach der Machtübergabe an Hitler am 30. Januar 1933 verfügte der neue Berliner NS-Staatskommissar J. Lippert, daß alle in den Berliner Krankenhäusern tätigen jüdischen Ärzte zu entlassen seien, um »der ärmeren Bevölkerung garantieren zu können, von deutschstämmigen, auf christlich-nationalem Boden stehenden Ärzten« behandelt zu werden (7). Mitte April 1933 hörte Dr. Walter

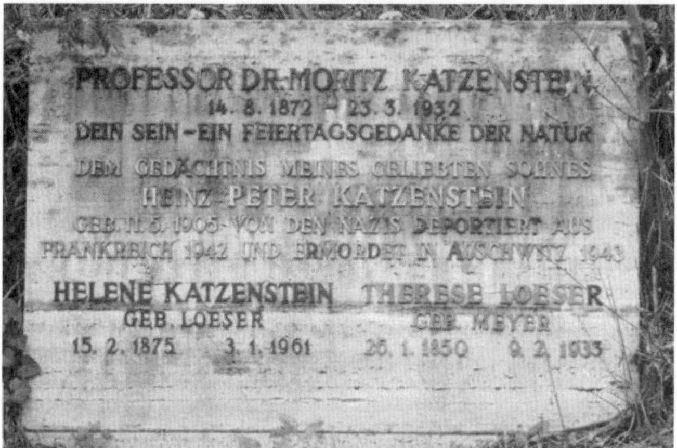

PROFESSOR DR. MORITZ KATZENSTEIN
14. 8. 1872 – 23. 3. 1932
DEIN SEIN – EIN FEIERTAGSGEDANKE DER NATUR
HEINZ PETER KATZENSTEIN
HELENE KATZENSTEIN
GEB. LOESER
15. 2. 1875 3. 1. 1961

Grabstein der Familie Katzenstein / Loeser
auf dem städt. Friedhof Berlin, Heerstraße / Trakehner Allee

Katzenstein dann in Berlin auf der 57. Tagung der Deutschen Gesellschaft für Chirurgie, deren Mitglied er war, sicher die Eröffnungsworte des Vorsitzenden Prof. W. Röpke: »Mein Willkommensgruß klingt um so lauter und freudiger, als wir im Zeichen einer neuen, verheißungsvollen Zeit stehen. Möge der Segen des Höchsten über allem walten, das zur Einigkeit und Größe Deutschlands führt. Möge er auch in seine schützende Hand alle die Führer nehmen, die diesem hohen Ziele ihre ganze Kraft und Arbeit gewidmet haben…« Das Protokoll (28) dokumentiert »stürmisches Bravo und Händeklatschen« und eine gleiche Reaktion bei Grußtelegrammen an den alten Reichspräsidenten und den neuen Reichskanzler. Unter dem Eindruck dieser Juden und Andersdenkende diskriminierenden Entwicklung und den im April 1933 beginnenden Entlassungen jüdischer Ärzte aus den deutschen Krankenhäusern emigrierte die Familie Katzenstein noch im Frühjahr 1933 – zunächst nach Belgien und von dort 1934 nach Frankreich. Durch glückliche Umstände überlebten Helene Katzenstein, ihr ältester Sohn und dessen Familie den Krieg und die deutsche Besetzung. Dr. Walter Friedrich Katzenstein entging als Chirurg in der Fremdenlegion den Verfolgungen in der Besatzungszeit. Er änderte nach dem Krieg seinen Namen in Dr. Gauthier Frédéric Castel, nachdem ihm der Versuch einer Rückkehr in das Land seiner Geburt nicht gelang (14).

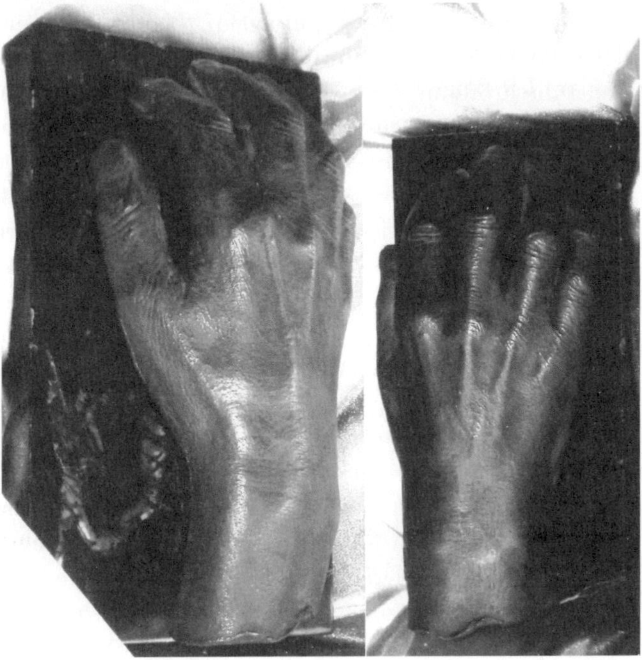

Die rechte Hand des Chirurgen Moritz Katzenstein (Bronze)

Der jüngere Sohn der Katzensteins, Heinz Peter (1905-1943), emigrierte ebenfalls mit seiner Mutter und seinem Bruder über Belgien nach Frankreich. Er war »eine lustige Natur und glaubte an das Gute im Menschen« erinnert sich seine Nichte (14). 1942 wurde er von der Vichy-Polizei verhaftet und 1943 in Auschwitz ermordet. An sein Schicksal erinnert eine Inschrift auf dem Stein des Familiengrabes im Berliner Waldfriedhof Heerstraße.

Danksagung
Für Informationen zur Persönlichkeit von Moritz Katzenstein danke ich seinen Enkeltöchtern Dr. Brigitte Gruss-Castel (Düsseldorf) und Christine Castel (Albuquerque/New Mexico), seinem Großneffen Dr. Hans Meyer (Berlin), dem Vorsitzenden der Arbeitsgemeinschaft ›Spurensuche‹ in Rotenburg/Fulda, Dr. Heinrich Nuhn und dem Berliner Medizinhistoriker Dr. Dr. Manfred Stürzbecher.
Eine hervorzuhebende ideelle und materielle Unterstützung fand das Vorhaben einer postumen Würdigung von Moritz Katzenstein durch den Vorstand der Berliner Chirurgischen Gesellschaft sowie die Direktion des Vivantes Klinikums Berlin-Friedrichshain.
Manche Anregung meiner Ehefrau Dr. med. Anneliese Franke wurde zum Gewinn für die inhaltliche Gestaltung des Manuskriptes. Ihr Verständnis sicherte dessen Fertigstellung im vorgegebenen Zeitraum.

Literaturverzeichnis

1. Albert-Einstein-Archive; Princeton N. Y.
2. Annandale, Th.: An operation for displaced semilunar cartilage; Brit. Med. J., 18.04.1885, S. 779
3. Bamm, P.: Eines Menschen Zeit; Droemer/Knaur, Zürich 1971
4. Bertram, H.: Zur 75jährigen Geschichte der Berliner Gesellschaft für Chirurgie; in: Matthes, Th. (Hrsg.): 75 Jahre Berliner Chirurgische Gesellschaft; Volk & Gesundheit, Berlin 1963
5. Borchard, A., v. Brunn, W. (Hrsg.): Deutscher Chirurgenkalender; 2. Aufl. J. A. Barth, Leipzig 1926
6. David, H.: »...es soll das Haus die Charité heißen...«; 2 Bände, akademos Wissenschaftsverlag, Hamburg 2004
7. Die Chronik Berlins; Chronik-Verlag, Dortmund 1986
8. Fellmann, E.: Operationsjournale Jüdisches Krankenhaus Berlin und persönl. Informationen hierzu
9. Fischer, G.B.: Wanderer durch ein Jahrhundert; 5. Aufl., Fischer, Ffm. 2001
10. Franke, A. + K.: Jüdische Ärzte in Berlin; 3. Aufl., Helle Panke, Berlin 2005
11. Franke, A.+ K.: Alfred Neumann (1865–1920), Moritz Katzenstein (1872–1932) und Max Marcus (1892–1983) – Lebenswege von drei chirurgischen Chefärzten im Krankenhaus Berlin-Friedrichshain; Zentralbl. Chir. 130 (2005), S.492–496
12. Franke, K.: Die erste Meniskusnaht in Deutschland durch Moritz Katzenstein am 7. Februar 1900 in Berlin; in Frenzel, G., Wuschech, H. (Hrsg): Arthroskopische Gelenkchirurgie; congress compact verlag, Berlin 2002 – S. 6–8

13. Geiger, J.: Geschichte der Juden in Berlin; J. Guttenberg, Berlin 1871
14. Gruss-Castel, B., Castel, Ch.: persönl. Archiv
15. Hartung v. Doetinchem, D., Winau, R.: Zerstörte Fortschritte. Das jüdische Krankenhaus in Berlin 1756 – 1861 – 1914 – 1989; Edition Hentrich, Berlin 1989
16. Hoffmann, D., Schulmann, R.: Albert Einstein; Hentrich & Hentrich, Teetz 2005
17. Jochens, B., May, H.: Die Friedhöfe in Berlin-Charlottenburg; Stapp, Berlin 1994
17. Jüdisches Lexikon Bd. 1–5, Berlin 1927–1930
18. Katzenstein, M.: ausgewählte Publikationen in chronologischer Reihenfolge:
18.1. Katzenstein, M.: Experimentelle Untersuchungen über Darmvereinigung; Dt. med. Wschr. (1899)
18.2. Katzenstein, M.: Beckenstütze; Verh. Dt. Ges. f. Chirurgie (1899)
18.3. Katzenstein, M.: Experimentelle Untersuchungen über Kathetersterilisation und Asepsis des Ureterkatheterismus; Bln. klin. Wschr. (1900)
18.4. Katzenstein, M.: Über Fremdkörper in Gelenken, nebst einer Bemerkung zur Asepsis der Operation und der Behandlung der Meniscusablösung; Dt. Zschr. Chir. 57 (1900) S. 313–324
18.5. Katzenstein, M.: Beitrag zur Pathologie und Therapie der Spina bifida occulta; Arch. klin. Chir. 64 (1901) H. 3
18.6. Katzenstein, M.: Beiträge zur konservativen Chirurgie; Bln. klin. Wschr. (1903), S. 123–126
18.7. Katzenstein, M.: Pathologie und Therapie des Kryptorchismus; Bln. klin. Wschr. (1905) S. …
18.8. Katzenstein, M.: Magenchemismus nach G.-E.; Dt. med. Wschr. (1907)

18.9. Katzenstein, M.: Apparat zur künstlichen Atmung bei eröffnetem Thorax; Zentralbl. Chir. 35 (1908)
18.10. Katzenstein,M.: Beitrag zur Entstehung und Behandlung der Meniscusverletzungen im Kniegelenk; Bln. klin. Wschr. 1908, Nr. 5
18.11. Katzenstein, M.: Heilung der Schultermuskellähmungen durch kombinierte Muskelplastik; Bln. klin. Wschr. (1909) Nr. 49
18.12. Katzenstein, M.: Ueber eine Periost-Knochentranplantation in einen durch Resektion verursachten Femurdefekt; Bln. klin. Wschr. (1910) Nr. 14 (Vortrag in der Bln. med. Ges. am 01. 12. 1909)
18.13. Katzenstein, M.: Beurteilung der Habilitationsschrift 1911; Personalakte; Archiv Humboldt Universität zu Berlin
18.14. Katzenstein, M.: Ueber die Anpassungsfähigkeit des Organismus in ihrer Beziehung zur Pathologie und Therapie; Bln. klin. Wschr. (1911), Nr. 26 (mit Bleistiftvermerk »Antrittsvorlesung«)
18.15. Katzenstein, M.: Bildung eines Gelenkbandes durch freien Periostlappen; Zentralbl. Chir. 39 (1912) S. 169-171
18.16. Katzenstein, M.: Ueber Gelenkeinklemmungen und ihre Behandlung, mit besonderer Berücksichtigung der Interposition des verletzten Meniscus im Kniegelenk; Arch. klin. Chir. 98, H. 4 (nach einem Vortrag in der Bln. medicin. Gesellschaft am 14.04.1912)
18.17. Katzenstein, M.: Knochen- und Periostüberpflanzungen; Bln. klin. Wschr. (1914)
18.18. Katzenstein, M.: Behandlung der Verletzungen des Brustkorbes und seiner Organe; Zschr. ärztl. Fortb. (1915)
18.19. Katzenstein, M.: Ruhende Infektionen bei der Operation Kriegsbeschädigter; Dt. med. Wschr. (1916)

18.20. Katzenstein, M.: Entfernung von Fremdkörpern aus Gelenken; Bln. klin. Wschr., (1917)

18.21. Katzenstein, M.: Aseptische Gelenkoperationen in der Kriegschirurgie; Bln. klin. Wschr. (1917) Nr. 39, S. 941–943

18.22. Katzenstein, M.: Deckung schwer heilbarer Hautgeschwüre und Knochenfisteln mit immunisierter Haut; Dt. med. Wschr. (1918)

18.23. Katzenstein, M.: Knochenüberpflanzung in aseptische und infektiöse Defekte; Dt. med. Wschr. (1920)

18.24. Katzenstein, M.: Die plastische Bildung von Gelenkbändern; Mediz. Klinik (1924) S. 1392–1395

18.25. Katzenstein, M.: Verwendbarkeit der Gewebsimmunität in der Chirurgie; Med. Klinik (1925)

18.26. Katzenstein, M.: Entstehung und Behandlung des peptischen Magengeschwürs; Dt. med. Wschr. (1925)

18.27. Katzenstein, M.: Über die Verletzungen des medialen Bandapparates am Kniegelenk; Zentralbl. Chir. (1927) S. 2066-2071 (nach einem Vortrag Berliner Gesellschaft für Chirurgie am 13. 06. 1927)

18.28. Katzenstein, M.: Die Behandlung der Knochenbrüche in der II. chirurg. Abt. des Krankenhauses am Friedrichshain vom 1. August 1920 bis 1. August 1927; Vortrag Berliner Gesellschaft für Chirurgie am 11. November 1927; ref. Zentralbl. Chir. (1928), S. 339–341

18.29. Katzenstein, M.: Über ein antitoxisches Coliserum; Zentralbl. Chir. (1927) S. 1474–1477

18.30. Zimmer, S.: Serumbehandlung der Peritonitis; Vortrag Bln.Chir.Ges. 1931, ref. Zentralbl. Chir. (1932), S. 488–489

18.31. Katzenstein, M.: Die Verwertung von lokalen Immunitätsvorgängen in der Chirurgie, besonders bei Knochenfisteln und plastischen Operationen im ontozierten Gebiete; in:

Handbuch der experimentellen Therapie, Ergänzungsband, München 1931
18.32. Katzenstein, M., Knake, E.: Die Anregung des Epithelwachstums bei gleichzeitiger Störung des Bindegewebswachstums durch oberflächenaktive Stoffe in Gewebekulturen; Zschr. für Krebsforschung 33 (1931) S. 379–410
19. Kaznelson, S.: Juden im deutschen Kulturbereich; Jüd. Verlag, Berlin 1962
20. Knobloch, H.: Der arme Epstein; Links, Berlin 1993
21. Krauß, H.: persönl. Information des Friedhofsverwalters Heerstraße
22. Lange, A.: Das Wilhelminische Berlin; Dietz, Berlin 1967
23. Lowenthal, E. G.: Juden in Preußen; Berlin 1981
24. Meyer, H.: persönl. Archiv
25. Nissen, R.: Helle Blätter – dunkle Blätter; DVA, Stuttgart 1969
26. Nuhn, H.: persönl. Archiv
27. Payr, E.: Der heutige Stand der Gelenkchirurgie; Arch. klin. Chirurgie (Kongreßbericht); 1927, S. 404–518
28. Röpke, W.: Eröffnungsansprache des Präsidenten der 57. Tagung der Deutschen Gesellschaft für Chirurgie am 19.04. 1933; Arch. klin. Chirurgie; 127 (1933) S. 3–15
29. Scheer, R.: AHAWAH – Das vergessene Haus; Aufbau, Berlin und Weimar 1992
30. Simon, H.: Vorwort zur Reprint-Ausgabe: Geiger, L.: Geschichte der Juden in Berlin; Zentralantiquariat der DDR, Leipzig 1989
31. Stürzbecher, M.: persönl. Archiv
32. Tetzlaff, W.: 2 000 Kurzbiographien bedeutender deutscher Juden des 20. Jahrhunderts; Askania, Lindhorst 1982

33. Tschörtner, A.: Der Chirurg Moritz Katzenstein (1872–1932); Med. Diss. (in Vorbereitung) Berlin
34. Walk, J.: Kurzbiographie zur Geschichte der Juden 1918–1945; Saur, München 1988
35. Winau, R., Vaubel, E.: Chirurgen in Berlin. 100 Porträts; Springer, Berlin 1983
36. Wolff, H.-P., Kalinich, A.: Zur Geschichte der Krankenanstalten in Berlin-Buch; Edition Hentrich, Berlin 1996

Kurt Franke

Geb. 1926 in Berlin, 1943–1945 Flakhelfer mit Notabitur und Marinesoldat, 1946–1951 Studium der Medizin an der Humboldt-Universität, 1951 Promotion, 1958 Facharzt für Chirurgie, 1964–1991 Chefarzt im Städt. Krankenhaus Berlin-Pankow, 1969 Habilitation, 1977 Professor für Chirurgie/Unfallchirurgie, 1961–1980 Chefredakteur der Zeitschrift »Medizin und Sport«, Autor von drei Büchern und ca. 200 mediz. Publikationen, ca. 300 wiss. Vorträge, vorwiegend zur Unfallchirurgie und Sporttraumatologie, in den letzten Jahren zur Medizingeschichte.

Abbildungen

Archiv Humboldt Universität zu Berlin – Seite 26
Archiv Jüdisches Krankenhaus Berlin – Seiten 20/21
Archiv Klinikum Vivantes im Friedrichshain – Seite 33
Archiv H. Nuhn – Seite 10
Einstein Archives Princeton – Seiten 42–45
Foto Franke – Seite 15 unten
Foto Tschörtner – Seite 53
Gruss-Castel, B. – Seiten 40, 49, 50, 52, 55
Katzenstein, M.: Beiträge zur konservativen Chirurgie (18.6) – Seite 24 oben
Katzenstein, M.: Bildung eines Gelenkbandes durch freien Periostlappen (18.15) – Seite 24 unten
Winau, R., Vaubel, E.: Chirurgen in Berlin – Seiten 6, 15

Reihe jüdische Memoiren

Herausgegeben von Hermann Simon
Neue Synagoge Berlin – Centrum Judaicum

Meno Burg **Geschichte meines Dienstlebens** Band 1
Erinnerungen eines jüdischen Majors der preußischen Armee ISBN 3-933471-00-1

Jacob Teitel **Aus meiner Lebensarbeit** Band 2
Erinnerungen eines jüdischen Richters im alten Rußland ISBN 3-933471-03-6

Salomo Sachs **„Ich büße für meinen Glauben"** Band 3
Fünfzigjähriges Dienstleben u. literarisches Wirken In Vorbereitung ISBN 3-933471-04-4

Karl Schwarz **Jüdische Kunst – Jüdische Künstler** Band 4
Erinnerungen des ersten Direktors des Berliner Jüdischen Museums ISBN 3-933471-05-2

Martin Riesenburger **Das Licht verlöschte nicht** Band 5
Ein Zeugnis a. d. Nacht d. Faschismus – ein Berl. Rabbinerleben ISBN 3-933471-21-4

Elchanan Nathan Adler **Von Ghetto zu Ghetto** Band 6
Berichte eines jüdischen Reisenden ausgangs des 19. Jahrhunderts ISBN 3-933471-18-4

James Israel **Meine Reise zum Sultan** In Vorbereitung Band 7

Wolfgang Pintzka **Von Sibirien in die Synagoge** Band 8
Erinnerungen aus zwei Welten ISBN 3-933471-31-1

Rosemarie Schuder **Deutsches Stiefmutterland** Band 9
Wege zu Berthold Auerbach ISBN 3-933471-40-0

Magrit Delius **Gisela Jacobius – als Jüdin in Berlin** Band 10
„. . . sind wir am 9. Januar 1943 in den Untergrund gegangen" ISBN 3-933471-88-5

Christoph Hamann **Die Mühsams** Band 11
Geschichte einer Familie ISBN 3-938485-00-0

Christiane Hoff **Anna und Leon** Band 12
Ihre Lebenswege nachgezeichnet ISBN 3-938485-01-9

Lorenz Peter Johannsen **Kinderarzt Karl Leven** Band 13
Lebensspuren – Todesspur ISBN 3-938485-05-1

Hans Brodnitz **Kino intim** Band 14
Eine vergessene Biographie ISBN 3-938485-06-X

Sabine Hank und Hermann Simon (Bearbeiter) **2 Bände**
Feldpostbriefe jüdischer Soldaten 1914–1918 Sonderausgabe
Briefe ehemaliger Zöglinge an Sigmund Feist ISBN 3-933471-25-7 u. 33-8

Fräulein Rabbiner Jonas Sonderband Zweite Auflage
„Kann die Frau das rabbinische Amt bekleiden?" ISBN 3-933471-17-6

Verlag Hentrich & Hentrich Teetz/Berlin